Bereit für meine Augen-Operation

Ein Buch über die Augen-Operation für Kinder - Vorbereitung und Erholungsphase

Dieses Buch gehört:

Geschrieben von Dr. Fei Zheng-Ward   Illustriert von Moch. Fajar Shobaru

Urheberrecht 2025 Fei Zheng-Ward

Alle Rechte vorbehalten. Publiziert von Fei Zheng-Ward, einem Imprint von FZWbooks.

Kein Teil dieses Buches darf ohne vorherige schriftliche Genehmigung des Inhabers des Urheberrechtes kopiert, reproduziert, aufgenommen, übertragen oder in irgendeiner elektronischen oder physischen Form gespeichert werden.

ISBN 979-8-89318-099-2 (eBook)
ISBN 979-8-89318-100-5 (Taschenbuch)

Ist dir schonmal aufgefallen, dass Menschen unterschiedliche Augenfarben haben?

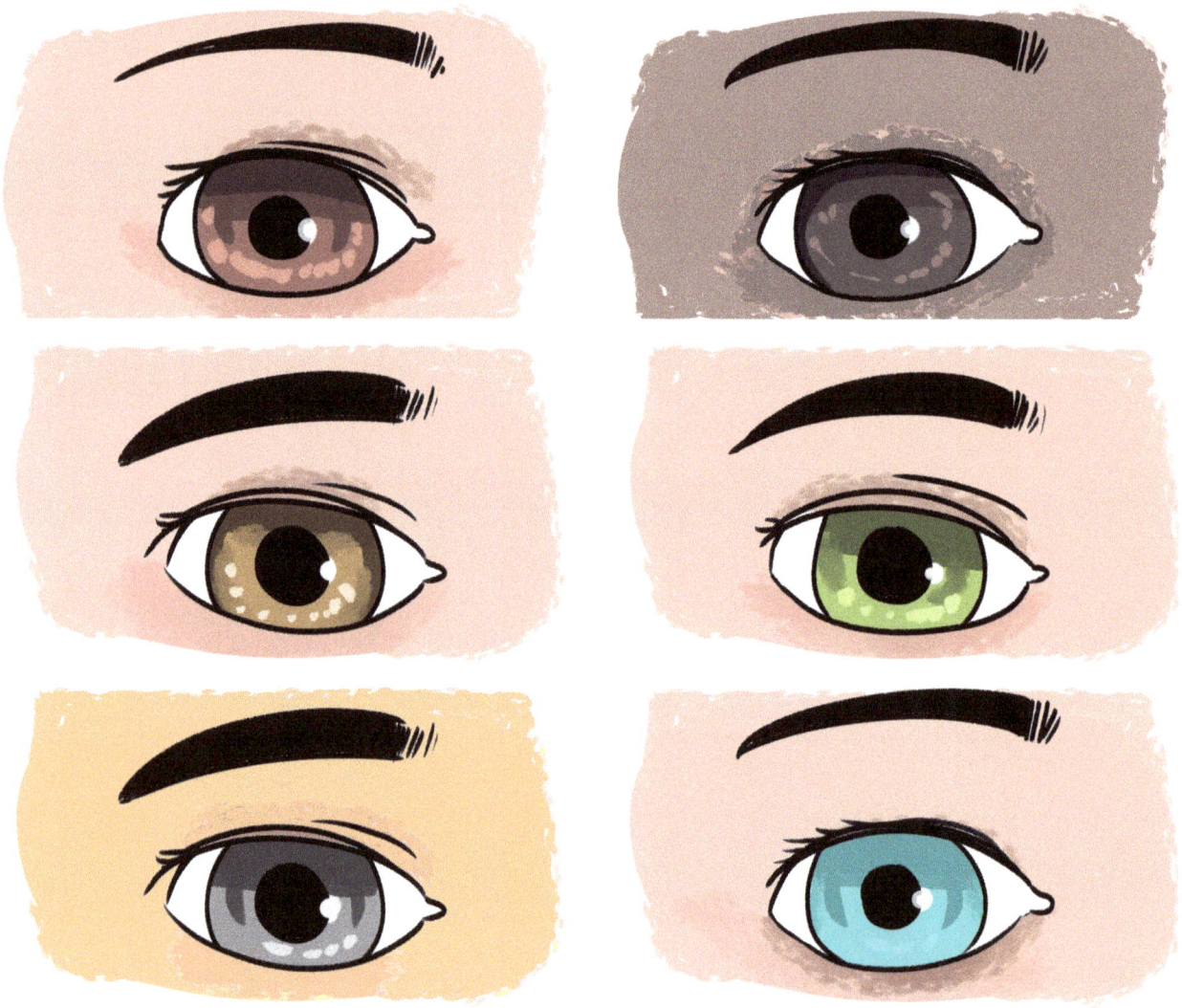

Welche Farbe(n) haben deine Augen?

Kreise unten deine Antwort(en) ein.

Braun   Haselnuss   Blau   Bernsteinfarben   Grau   Grün   Andere

Was siehst du am liebsten?

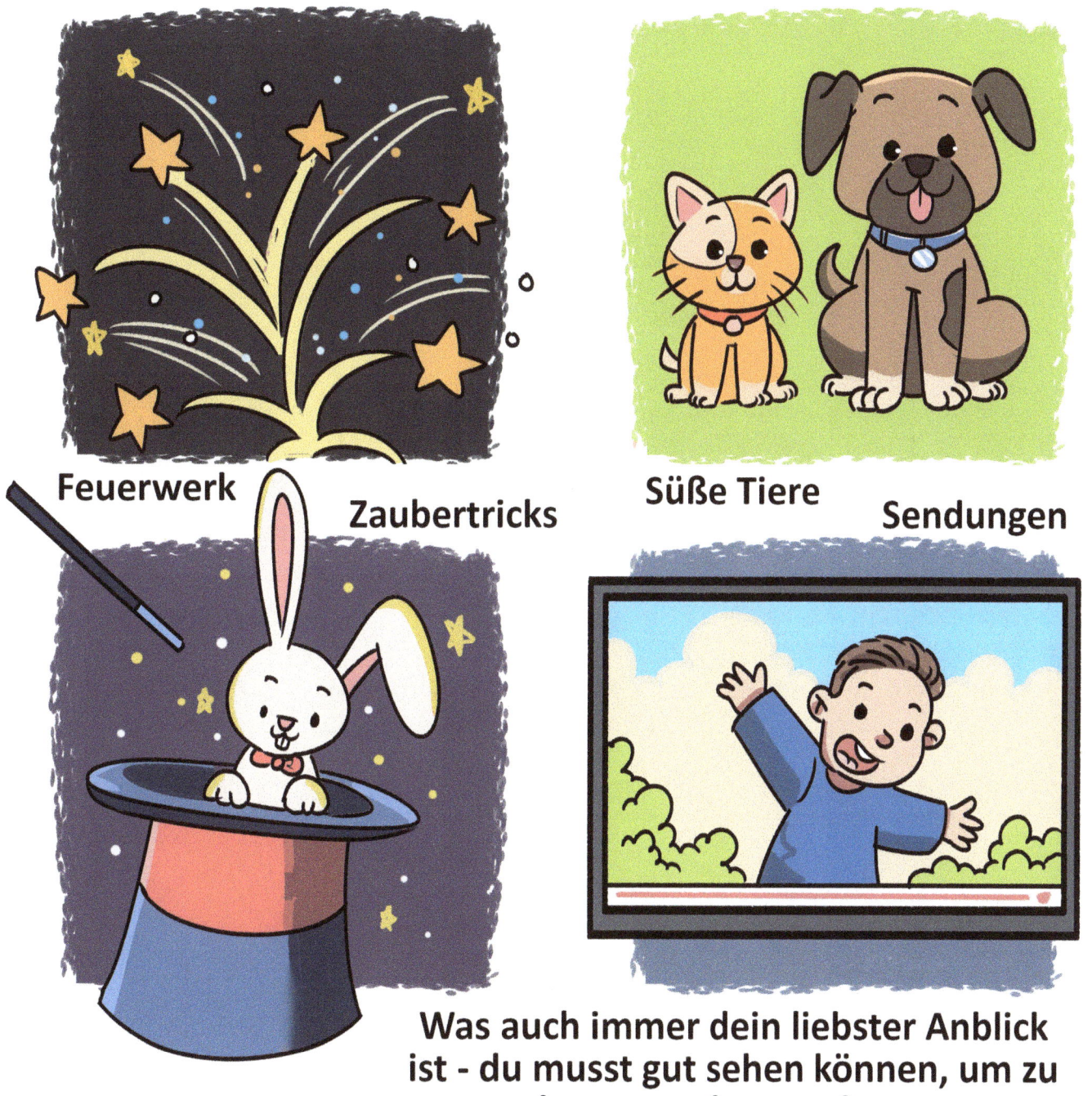

Feuerwerk Zaubertricks Süße Tiere Sendungen

Was auch immer dein liebster Anblick ist - du musst gut sehen können, um zu lernen und zu wachsen.

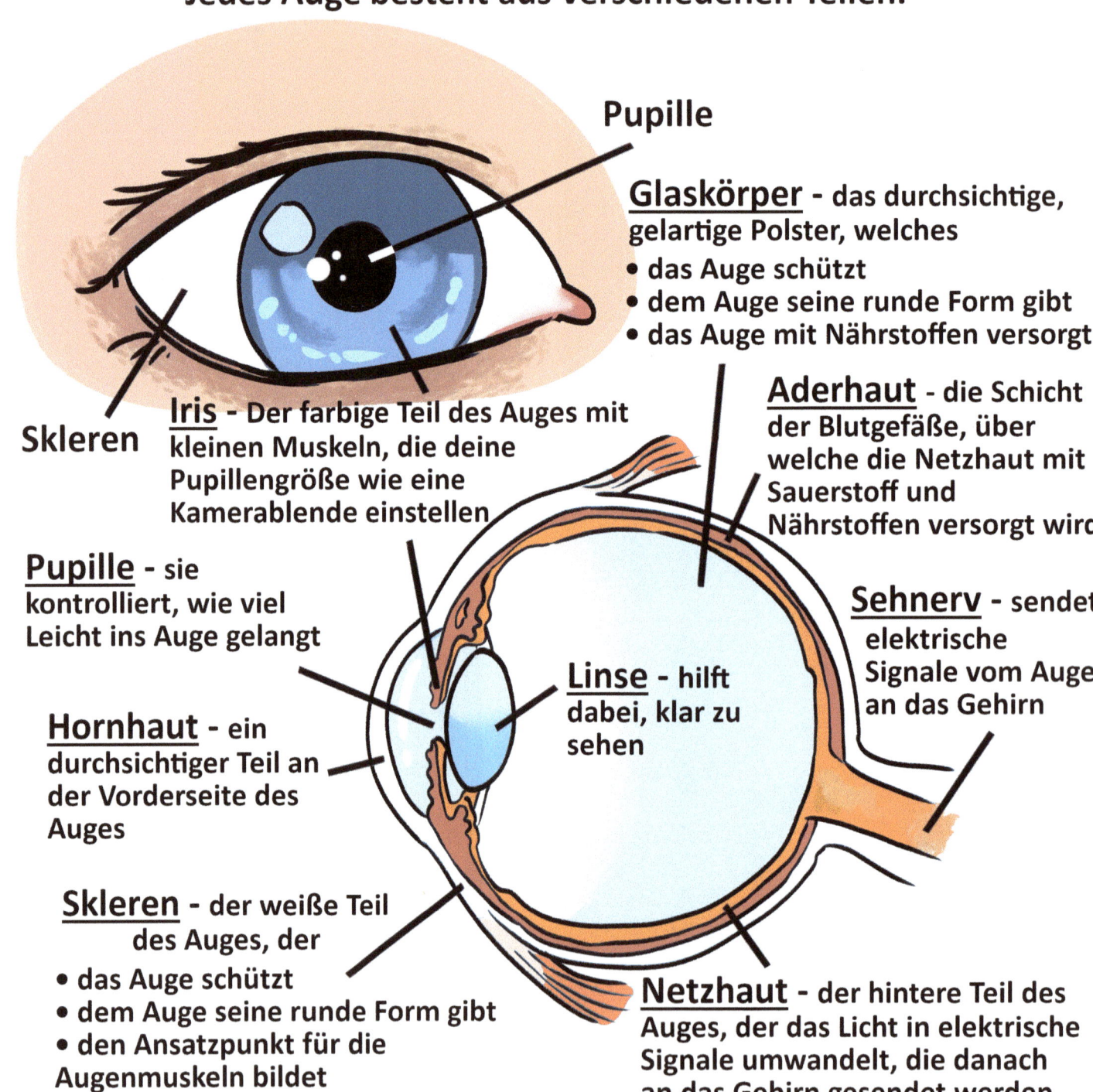

Es gibt sechs (6) verschiedene Muskeln, die jedes Auge steuern. Sie helfen dem Auge, sich in verschiedene Richtungen bewegen zu können.

Kannst du alle sechs (6) zählen?

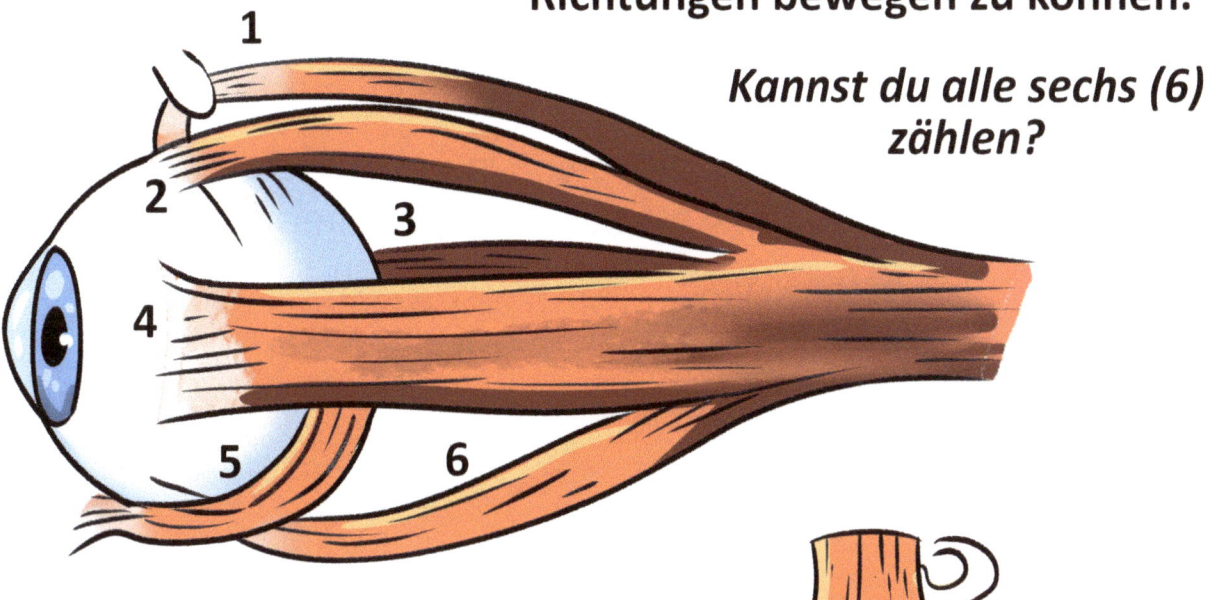

Interessanter Fakt: Verschiedene Augenmuskeln ziehen sich zusammen oder entspannen sich, damit sich deine Augen nach rechts, links, oben und unten bewegen können.

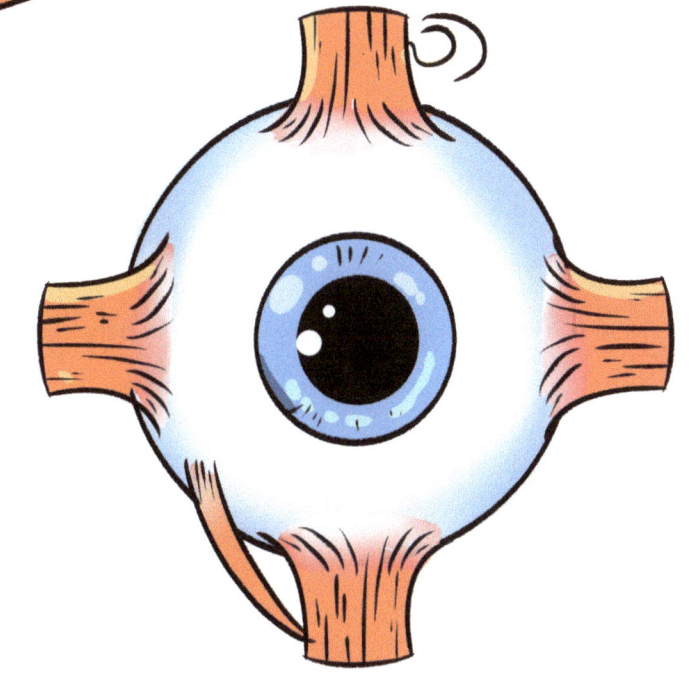

So funktioniert dein Auge:

Licht gelangt durch die Hornhaut ins Auge und kommt durch die Pupille zur Linse.

Die Linse bündelt das Licht und richtet es auf die Netzhaut aus.

Die Netzhaut wandelt dieses Licht in elektrische Signale um, die durch den Sehnerv an das Gehirn gesendet werden.

Dein Gehirn erkennt dann daraus, was du siehst.

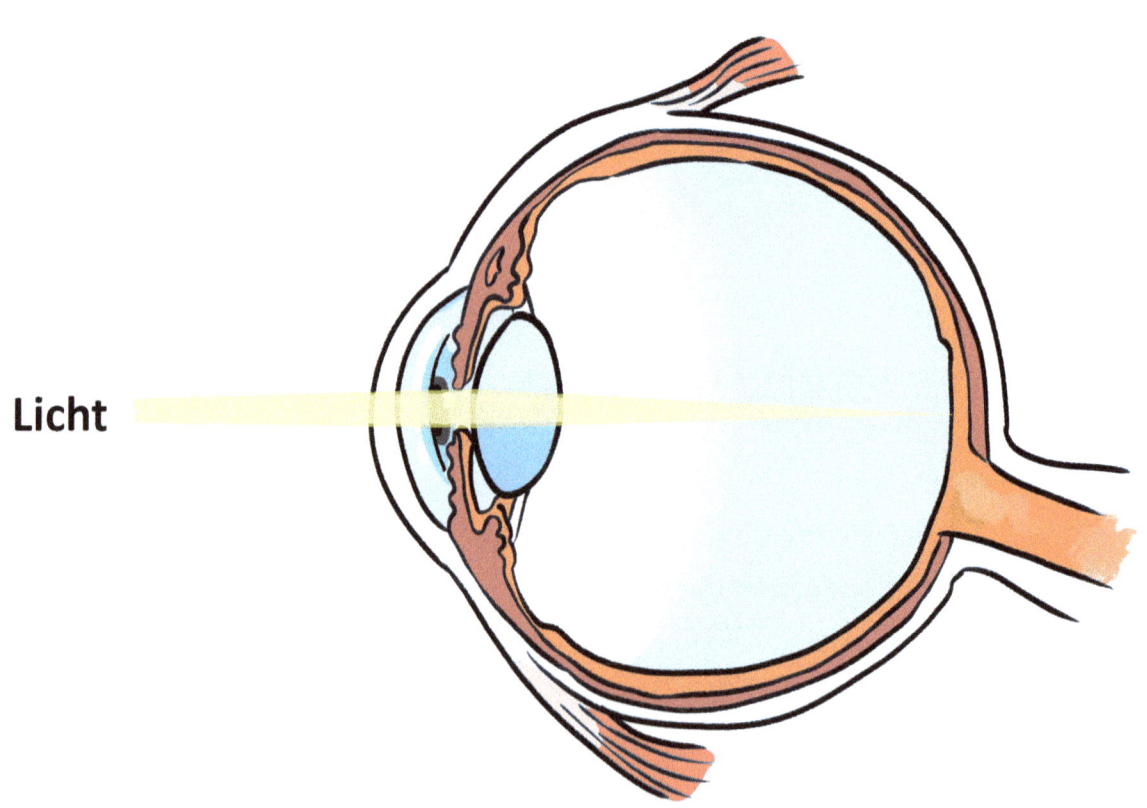

Licht

Licht → Hornhaut → Pupille → Linse ↓
Gehirn ← Sehnerv ← Netzhaut

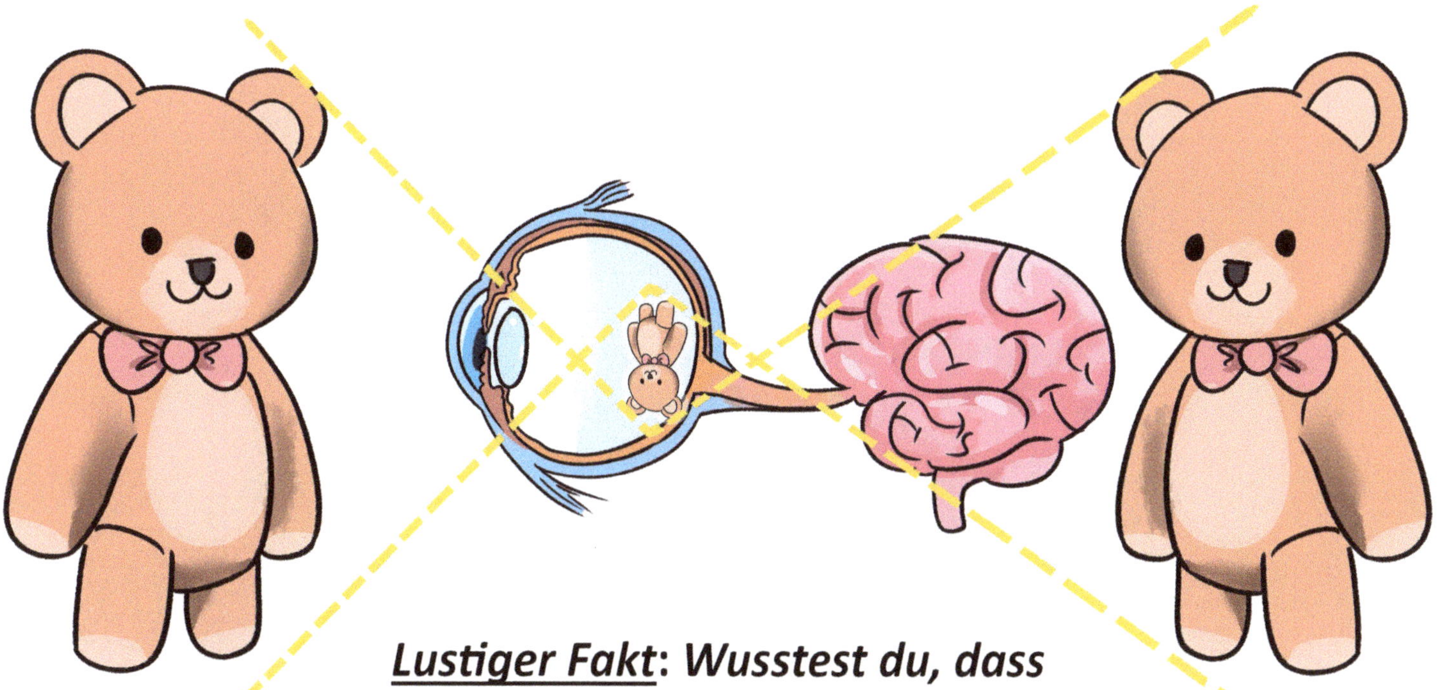

Lustiger Fakt: Wusstest du, dass deine Netzhaut die Dinge auf dem Kopf sieht und dein Gehirn sie dann richtig herum dreht?

Ziemlich cool, nicht wahr?

Bei Kindern ist eine der häufigsten Operationen am Auge die Reparatur der Augenmuskeln.

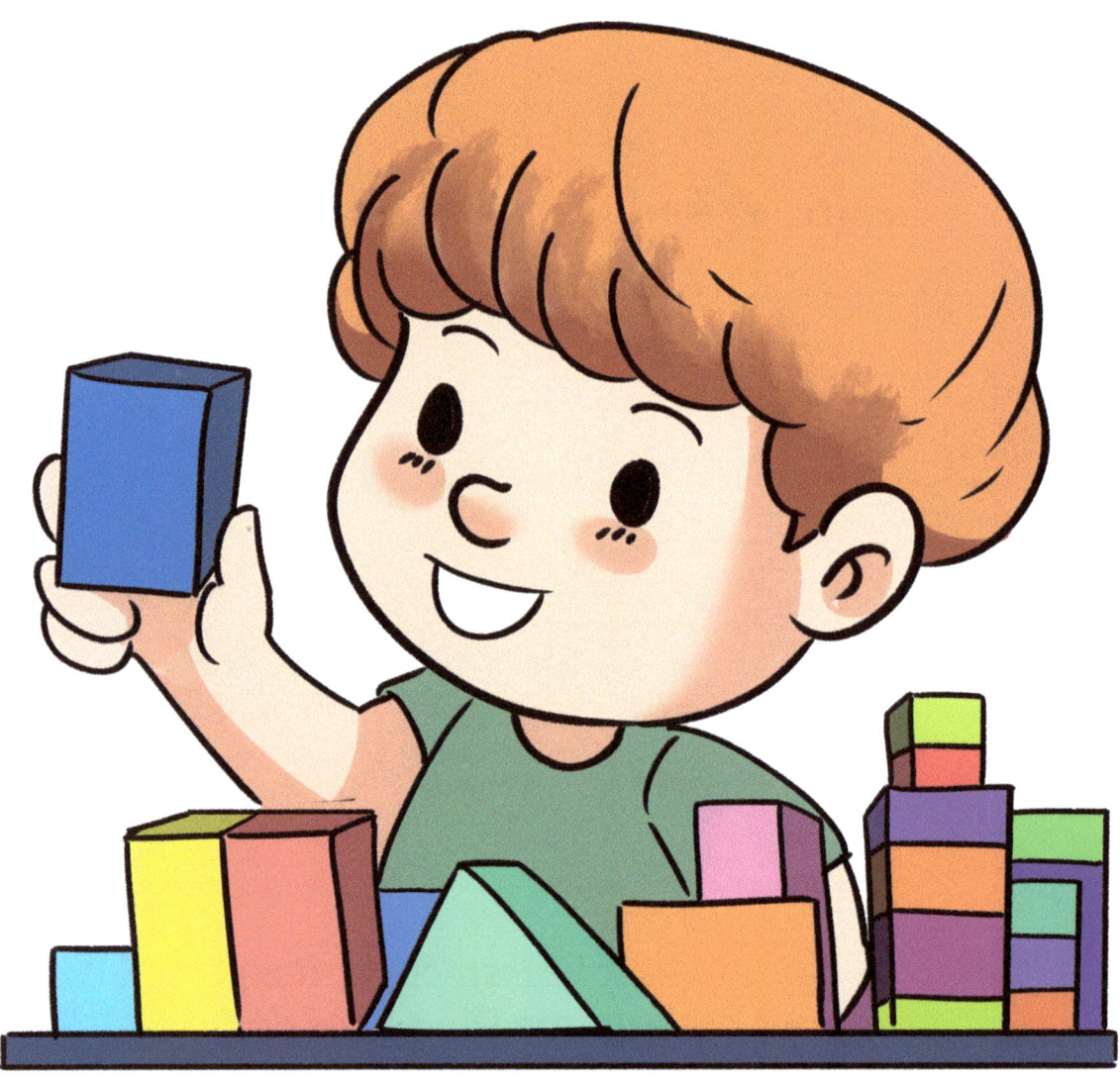

Wenn deine Augenmuskeln gut zusammenarbeiten, helfen sie deinen Augen dabei, genau zu sehen, wo Dinge sind, damit du sie richtig greifen kannst.

Wenn die Muskeln zu fest oder zu locker sind, sehen deine Augen vielleicht zwei Welpen statt nur einem. Das nennt man Doppelbild und das verwirrt dein Gehirn.

Mit der Zeit ignoriert dein Gehirn dann die Signale vom schwächeren Auge.

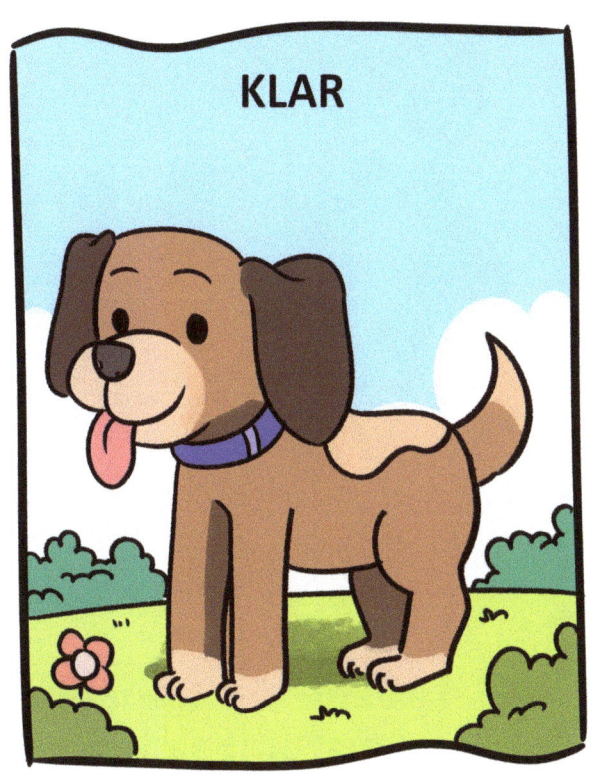 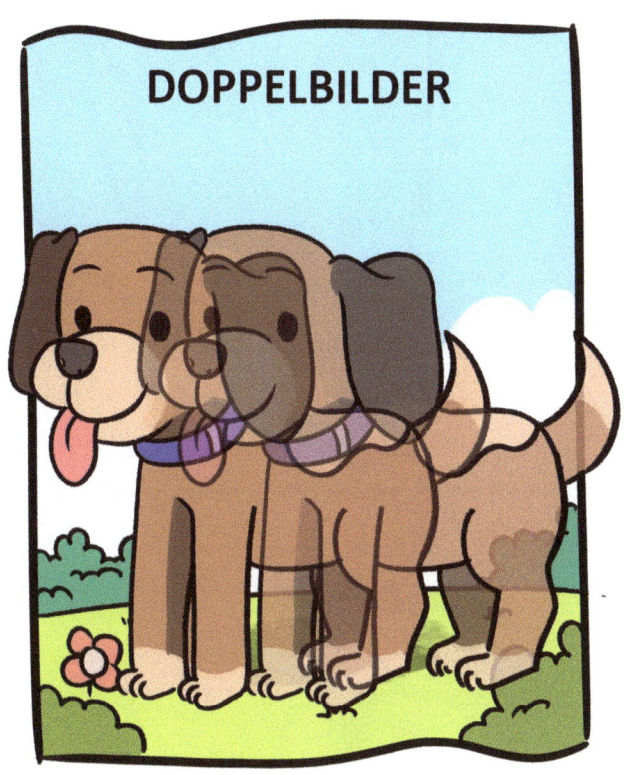

Damit du besser sehen kannst, hilft die Operation an den Augenmuskeln, zu feste Muskeln zu lockern und zu lockere Muskeln zu straffen, damit beide Augen klarer und besser zusammen sehen können. So kannst du am besten Lernen und Wachsen.

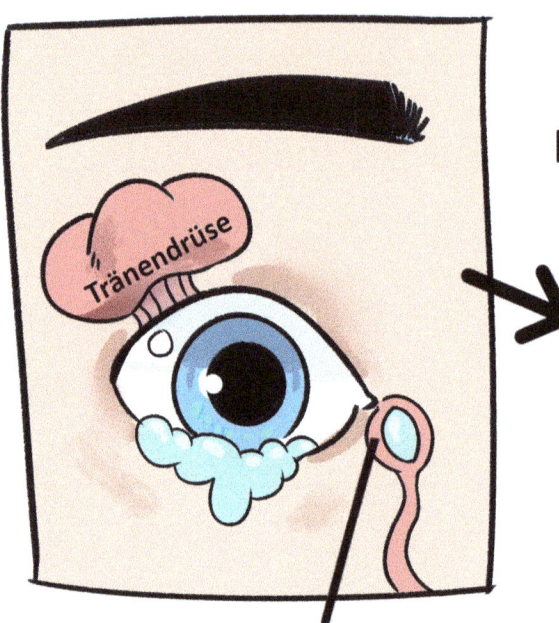

Hier findest du weitere Augenoperationen, die bei Kindern durchgeführt werden.

Tränenkanal-Operation - um verstopfte Tränenkanäle (kleiner Abfluss am Übergang zur Nase) zu öffnen.

Wenn die Tränenkanäle verstopft sind, können die Tränen nicht ablaufen, sodass deine Augen tränen.

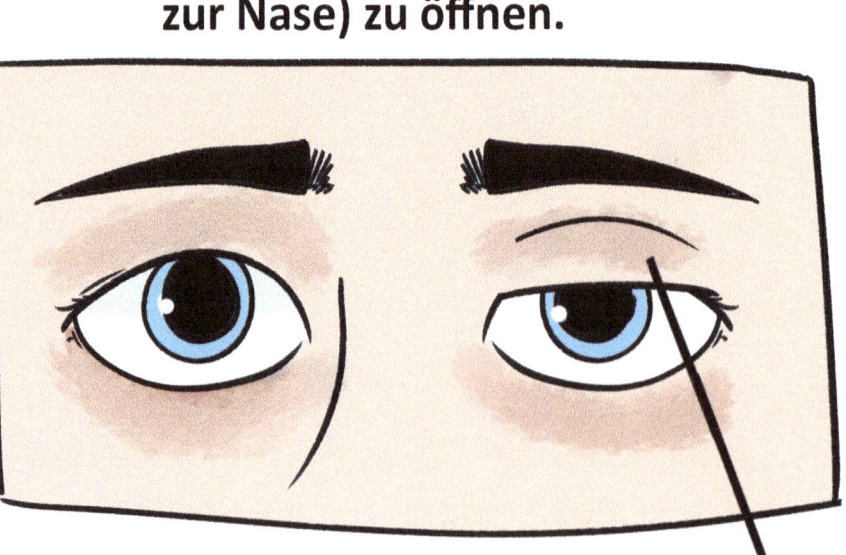

Lid-Operation - Um das Augenlid zu heben, damit es das Auge nicht bedeckt

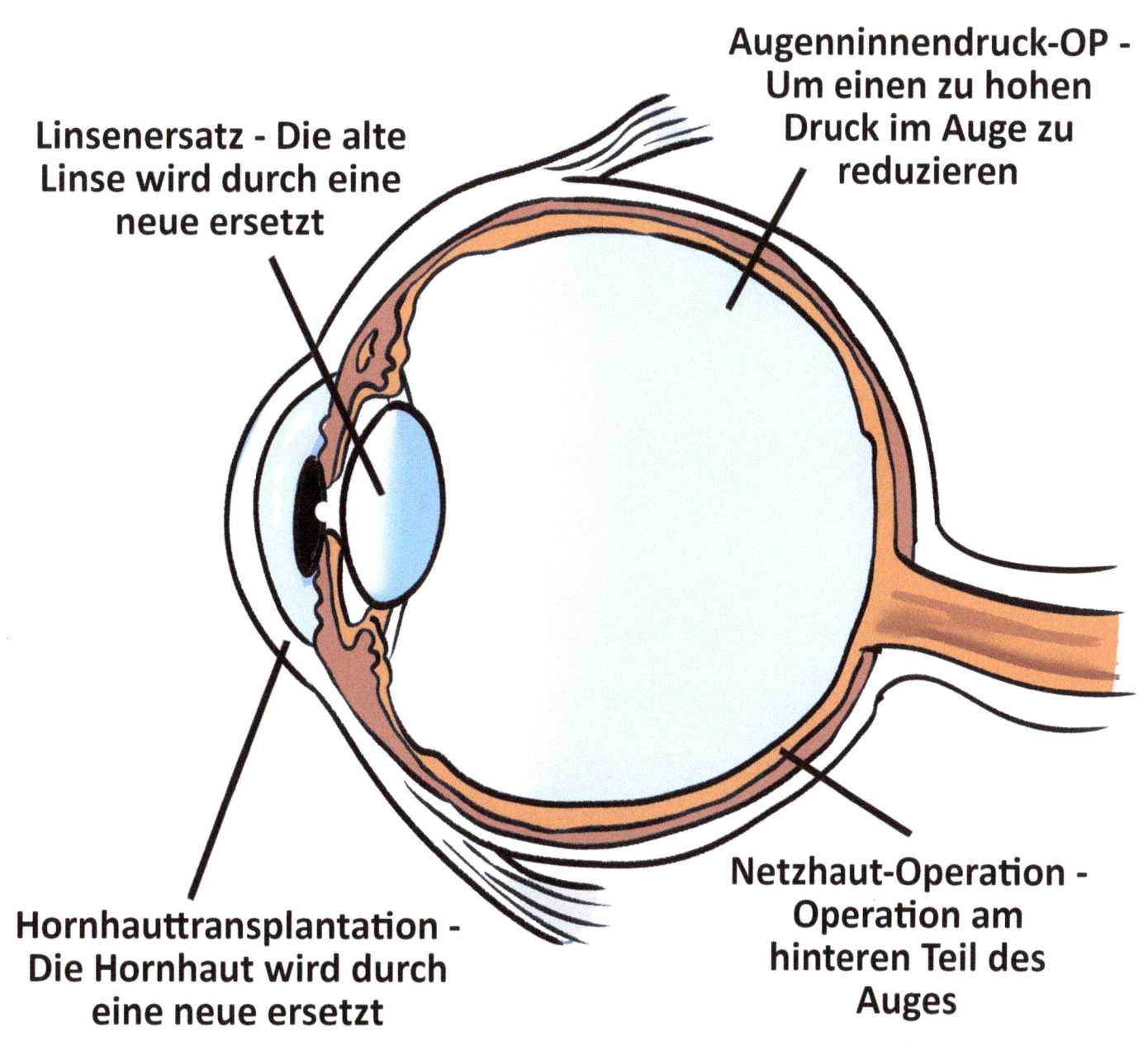

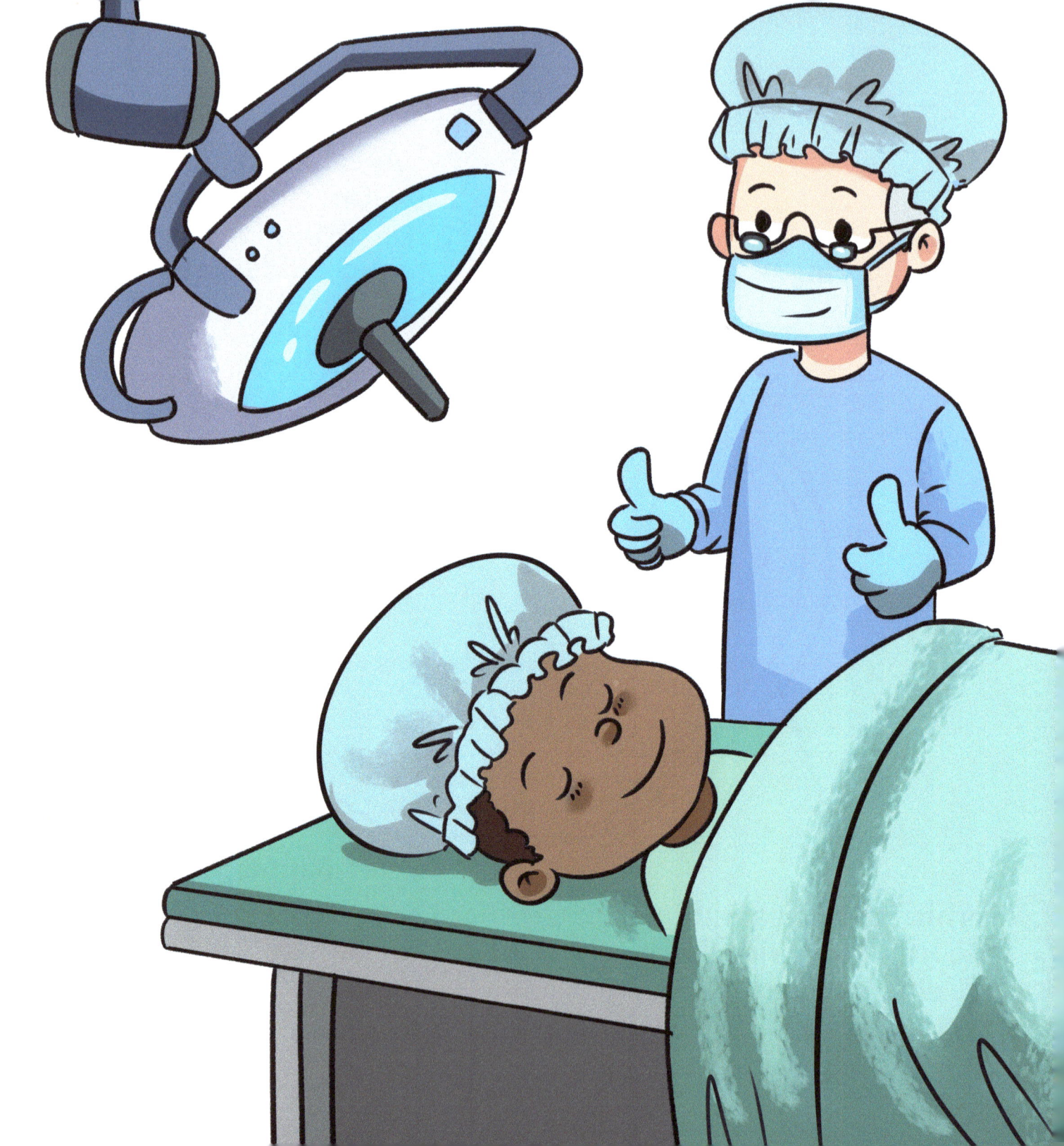

Für deine Operation wird der freundliche Chirurg vielleicht ein spezielles Mikroskop oder eine Brille mit Lupen benutzen, um selber gut zu sehen und dein Auge reparieren zu können.

Deine Ärzte und Pflegekräfte werden dafür sorgen, dass du sicher bist und bequem liegst.

Du wirst schlafen und kannst träumen, während die Operation stattfindet - und du wirst nichts davon spüren!

Über was möchtest du träumen während deiner Operation?

Süße Träume...

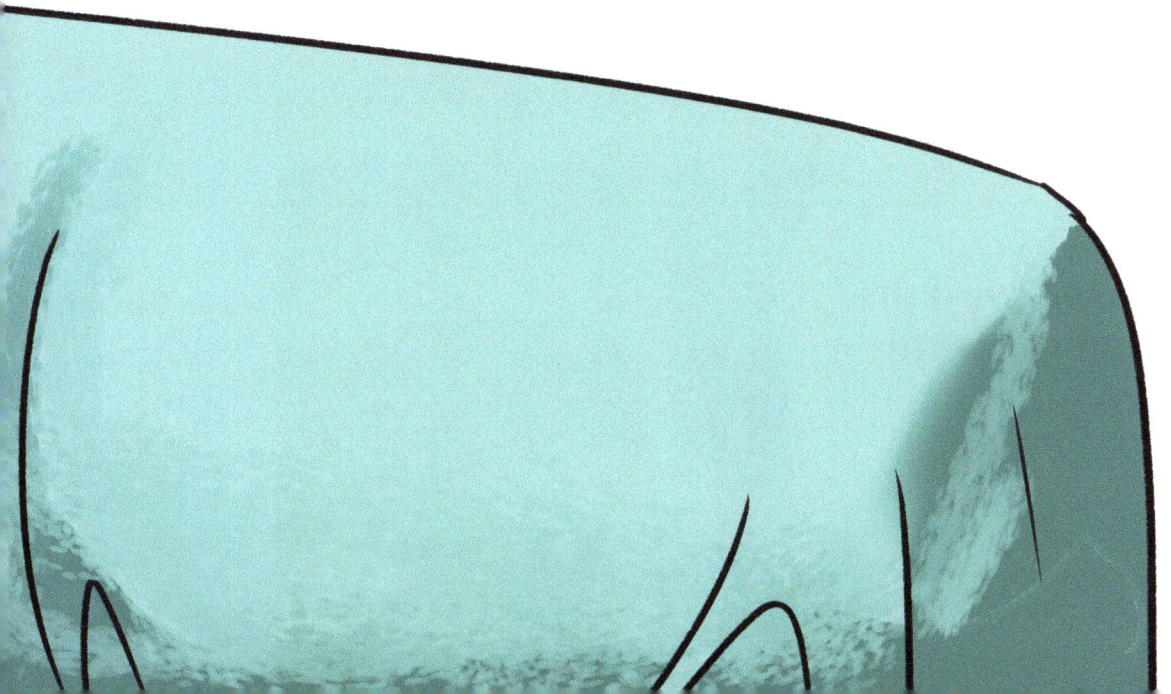

Nach deiner Operation wachst du im Aufwachraum auf.

Du könntest dich noch müde fühlen oder einen flauen Magen haben und dein Auge könnte noch weh tun, kratzen oder sich sonst unangenehm anfühlen.

Bitte versuche daran zu denken, dass du dein Auge nicht anfasst oder daran reibst.

Deine Pflegekraft wird dir spezielle Medikamente geben, damit du dich wieder besser fühlst.

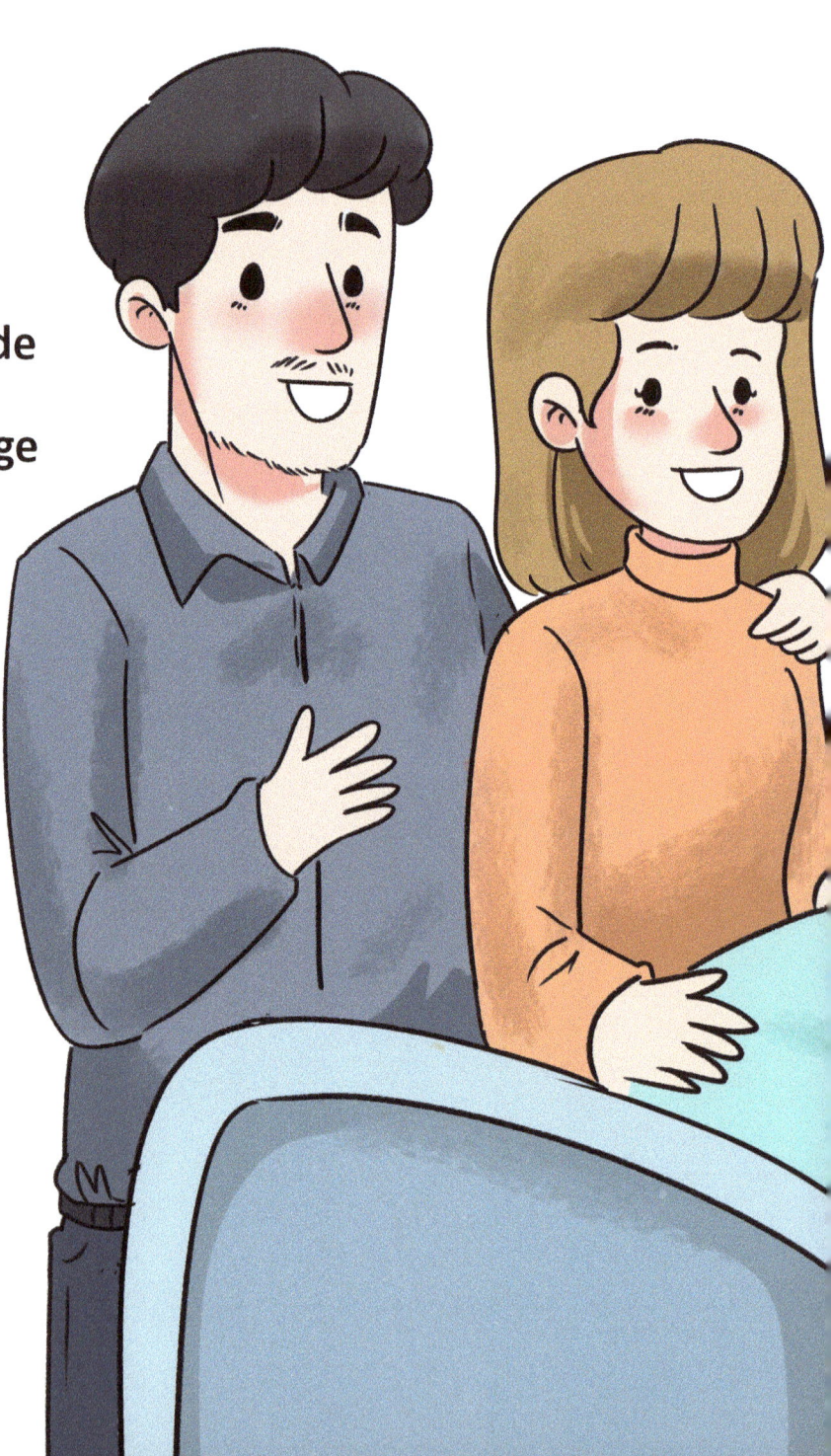

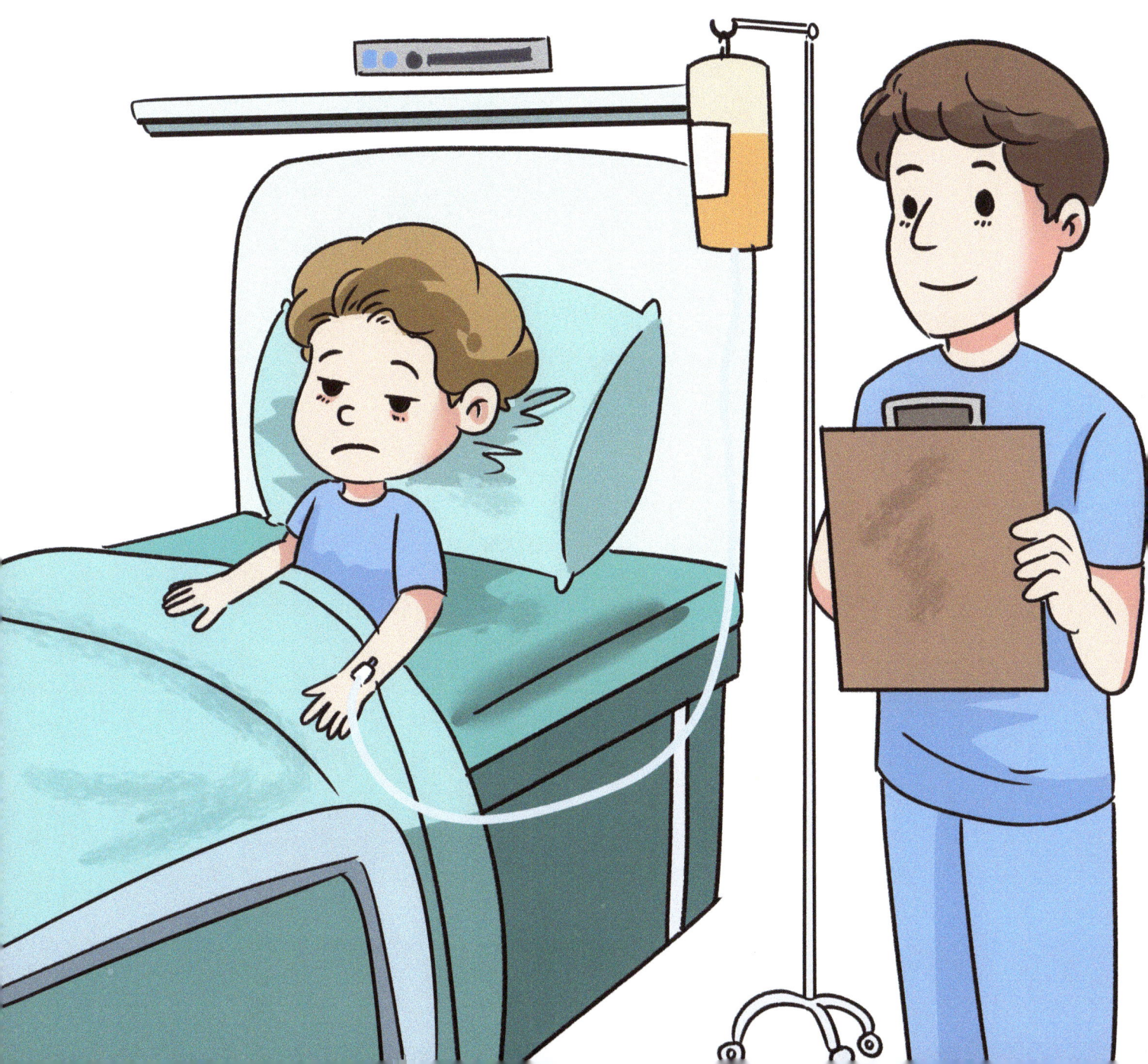

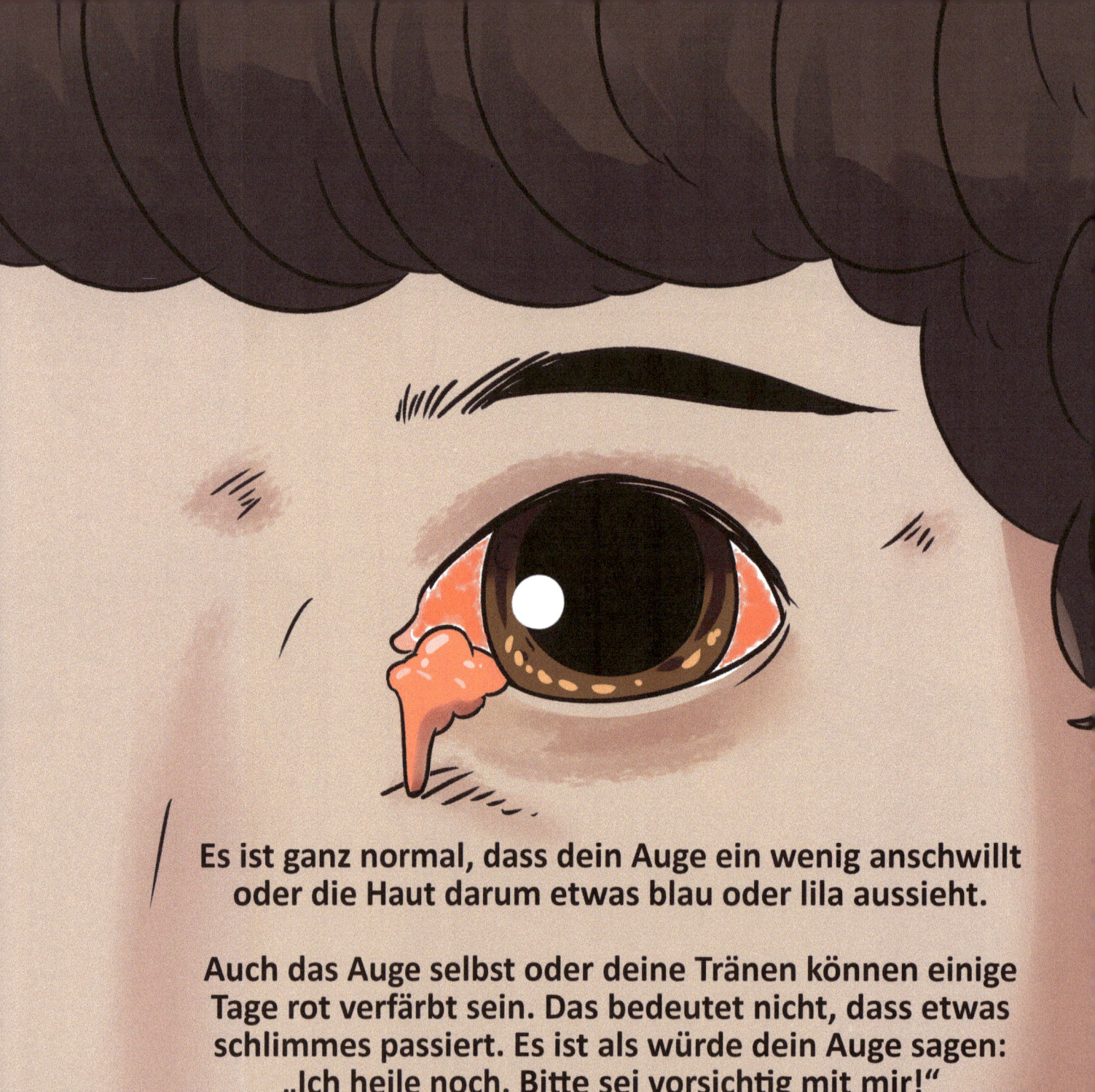

Es ist ganz normal, dass dein Auge ein wenig anschwillt oder die Haut darum etwas blau oder lila aussieht.

Auch das Auge selbst oder deine Tränen können einige Tage rot verfärbt sein. Das bedeutet nicht, dass etwas schlimmes passiert. Es ist als würde dein Auge sagen: „Ich heile noch. Bitte sei vorsichtig mit mir!"

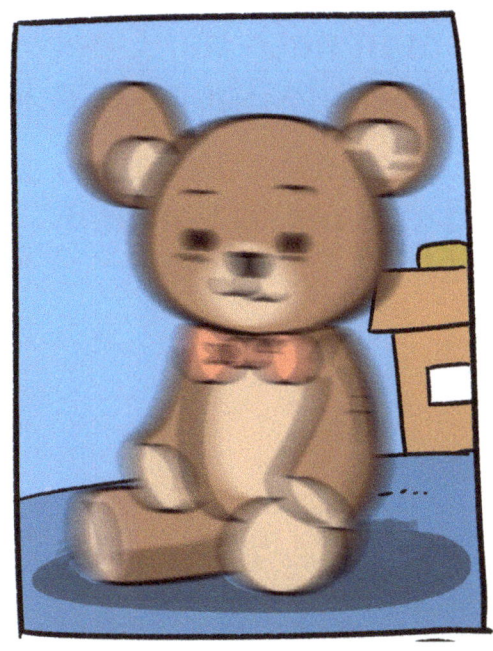

VERSCHWOMMEN

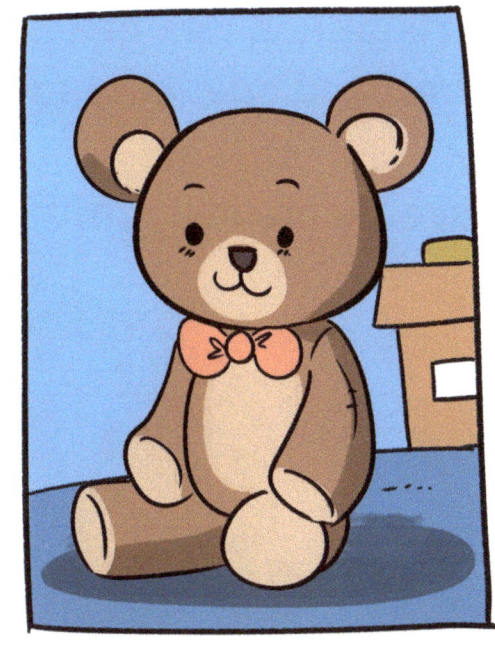

KLAR

Deinem Auge wird es jeden Tag besser gehen.

Während das Auge heilt, können einige Dinge verschwommen aussehen. Frag einen Erwachsenen um Hilfe, wenn du dich bewegen möchtest und dich unsicher fühlst.

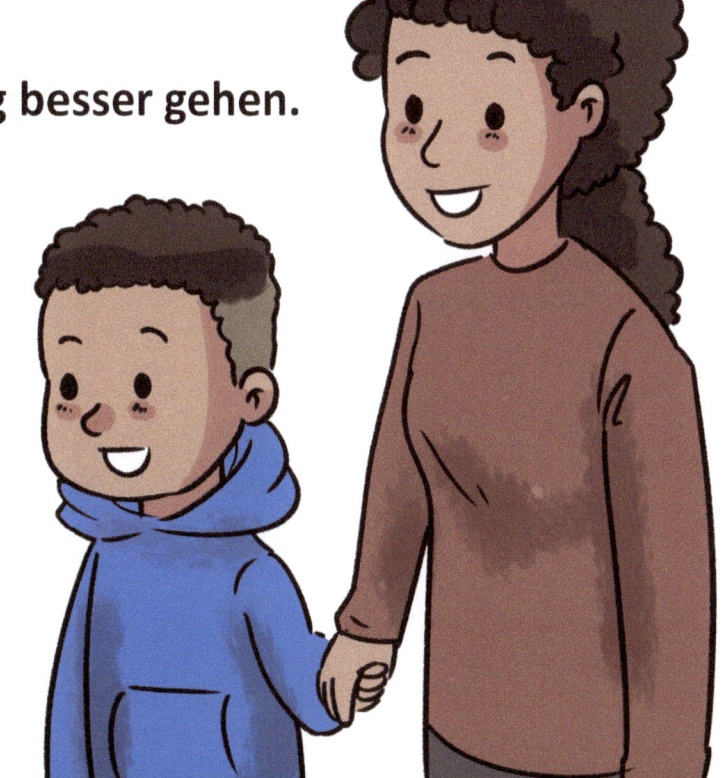

Je nach Operation und Bedarf bekommt man nach der Operation einen Verband oder eine spezielle Schutzschale über das Auge.

Wenn du eine Augenklappe bekommst, bedeutet das, dass dein Auge sie braucht, um zu heilen und stärker zu werden.

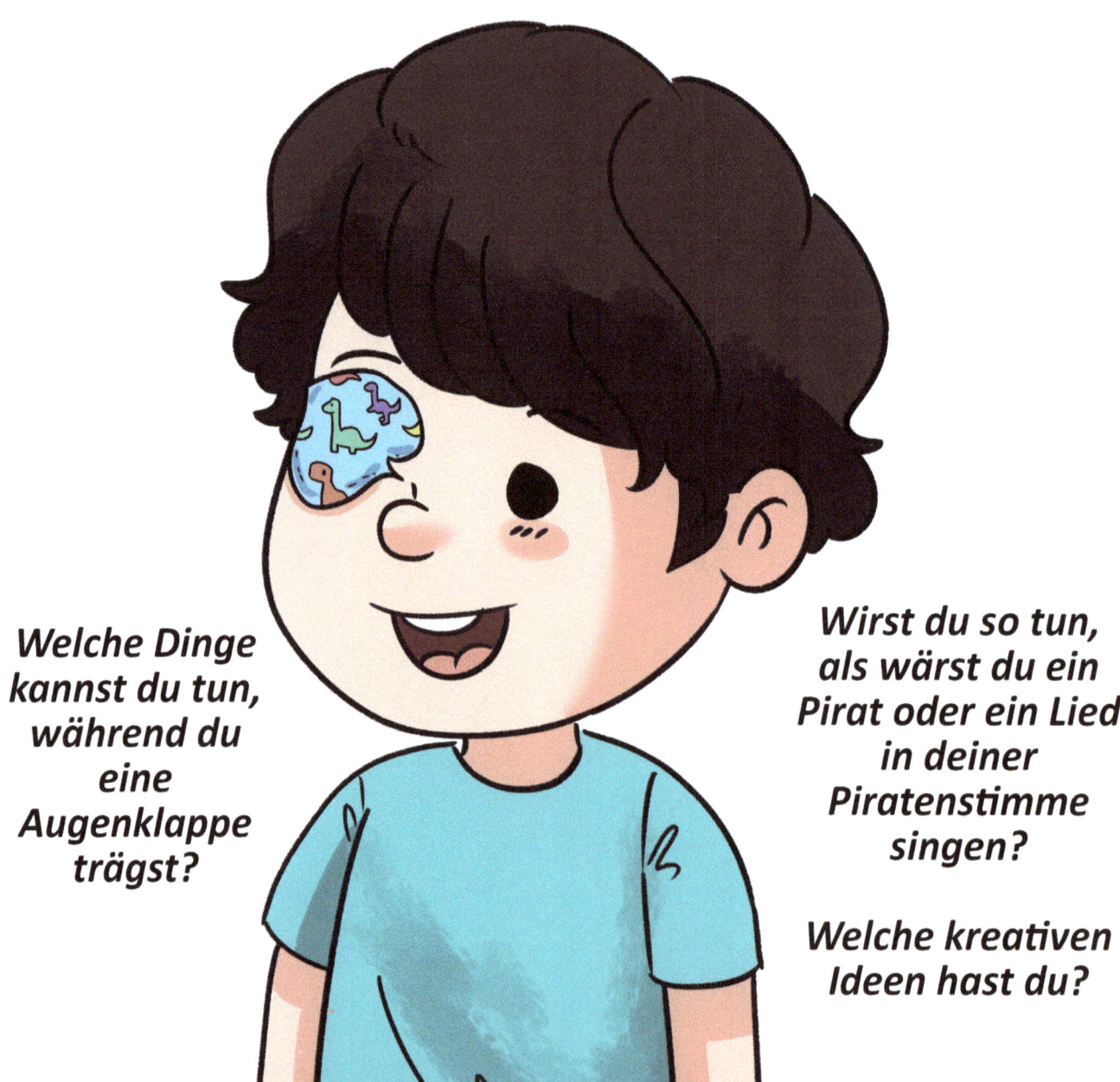

Welche Dinge kannst du tun, während du eine Augenklappe trägst?

Wirst du so tun, als wärst du ein Pirat oder ein Lied in deiner Piratenstimme singen?

Welche kreativen Ideen hast du?

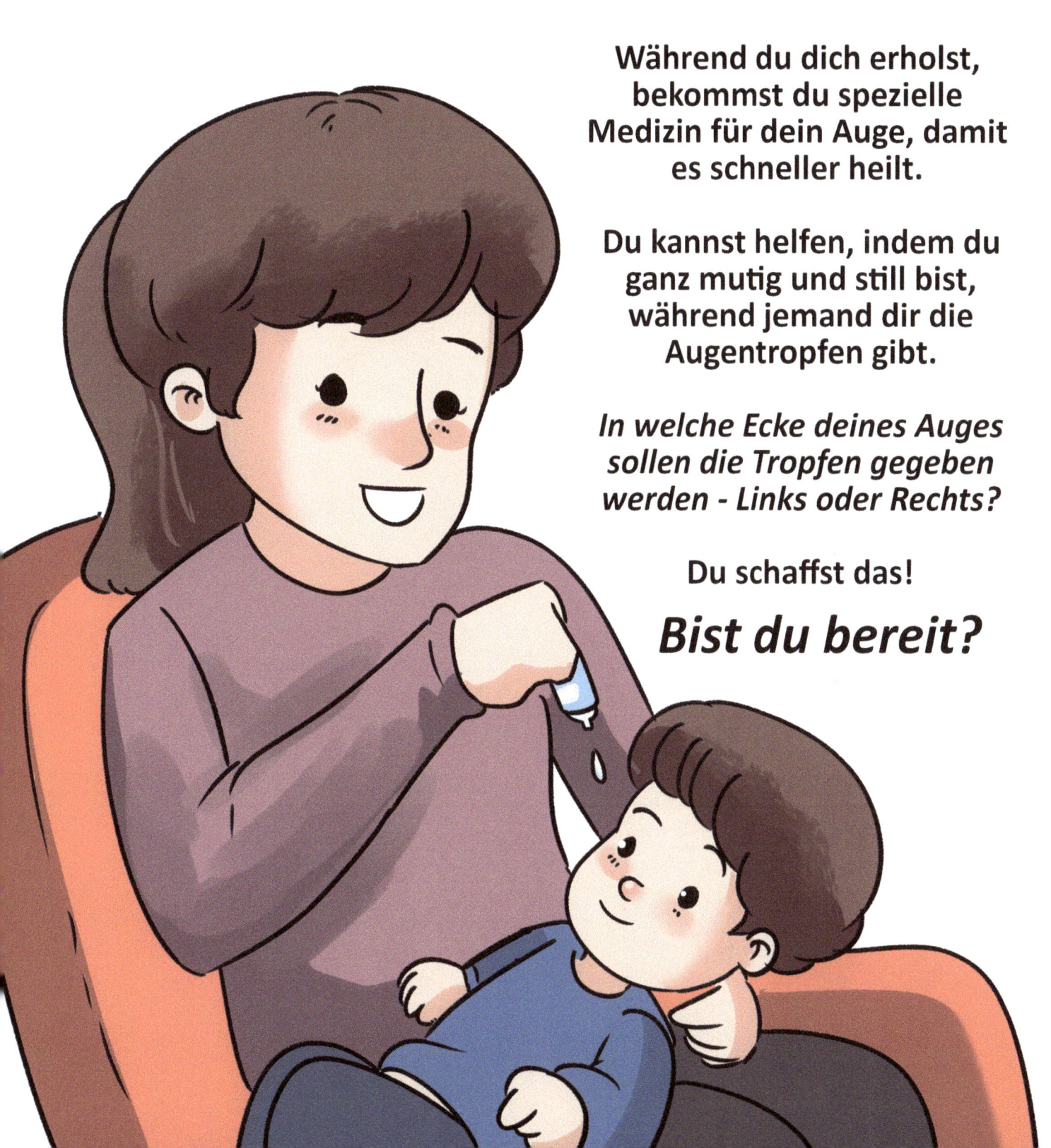

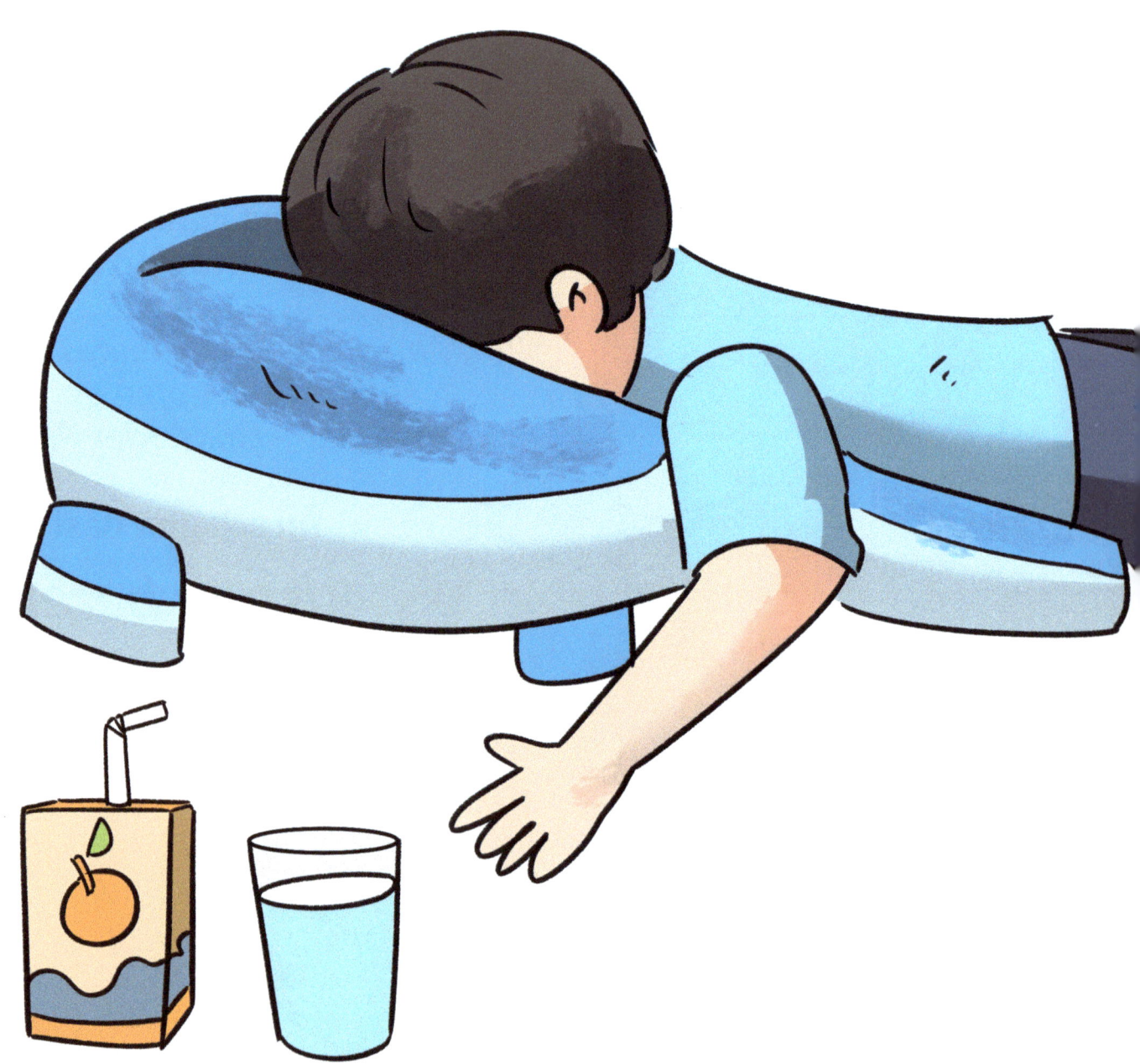

Nach der Netzhaut-Operation müssen sich Kinder häufig ausruhen und auf dem Bauch schlafen, damit das Gesicht nach unten zeigt und dazu ein spezielles Kissen benutzen, damit das Auge gut abheilt und stärker wird.

Wenn du nach deiner OP auf dem Bauch mit dem Gesicht nach unten schlafen musst: Was könntest du tun, damit es bequemer für dich wird?

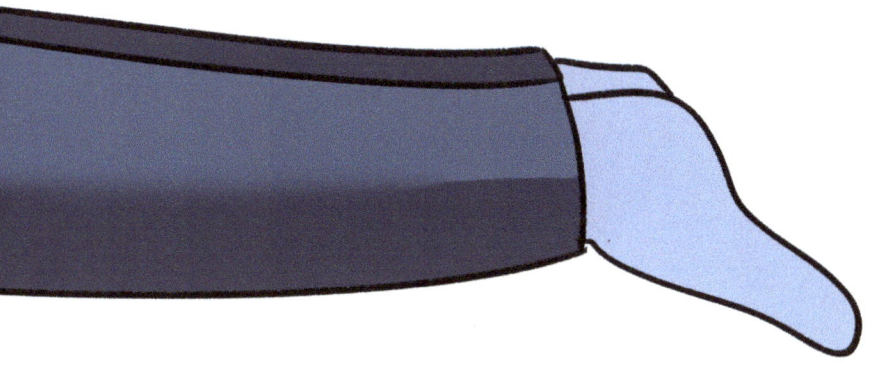

Wie wäre es mit einem Kissen unter deinen Beinen?

Oder du hörst deine Lieblingslieder?

Welche Ideen hast du?

Du schaffst das!

Wenn du dich von deiner Operation erholst, entspann dich und mach alles ganz ruhig!

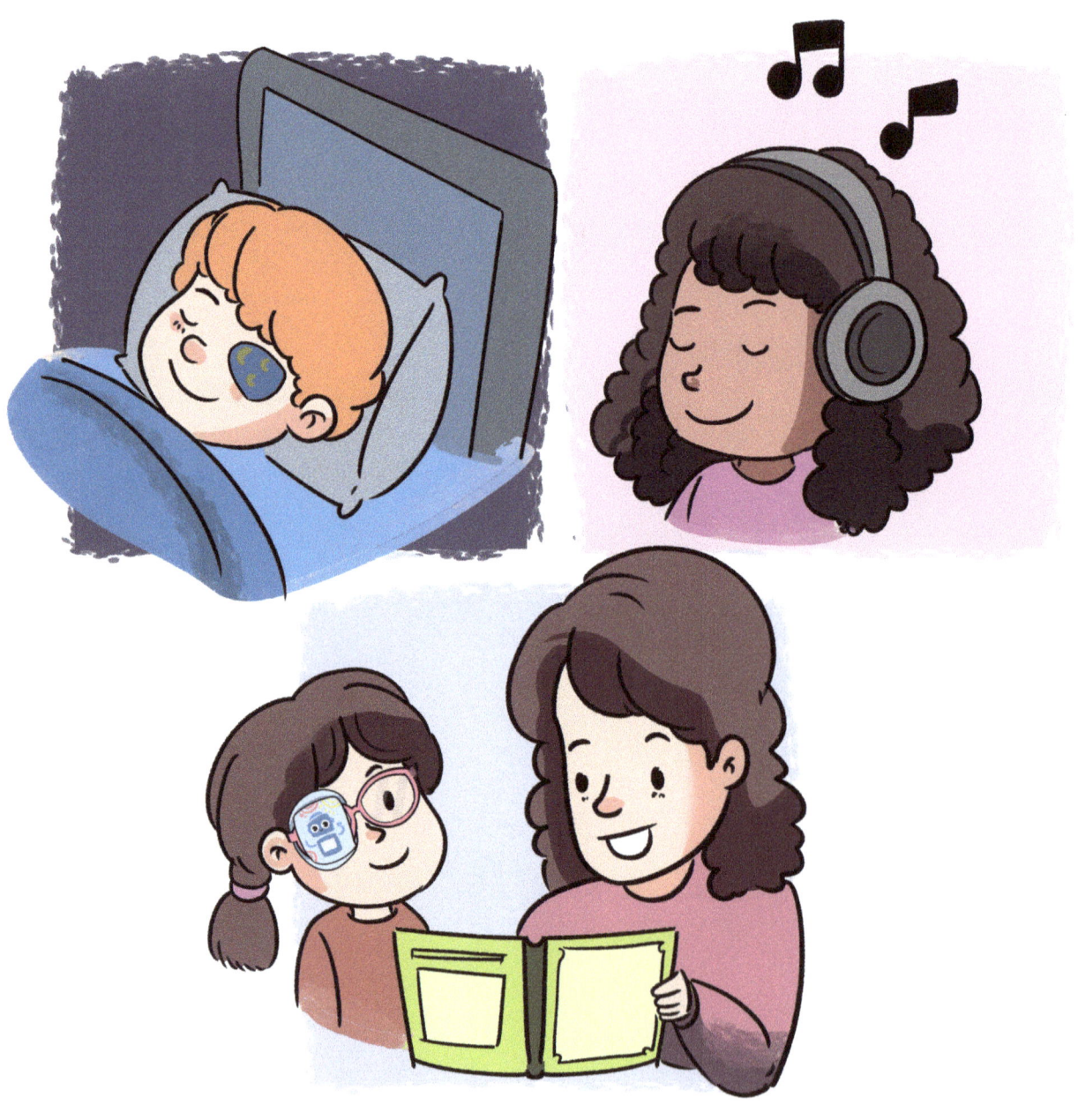

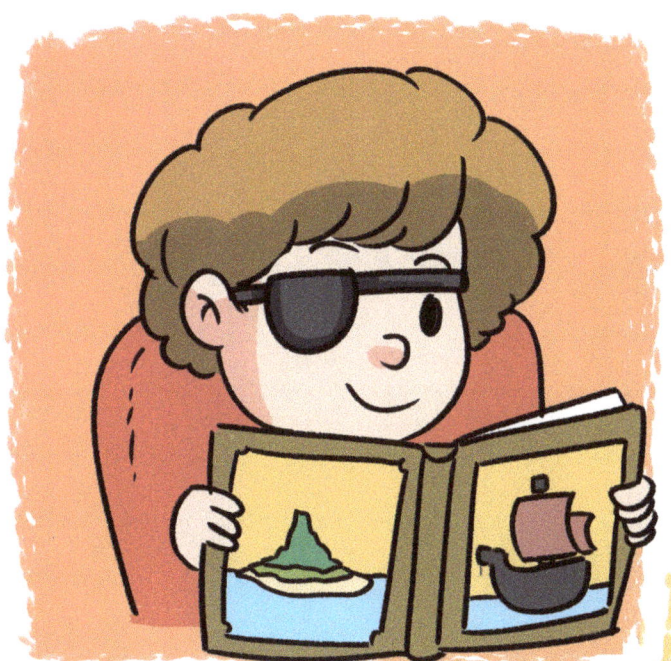

Was hast du vor zu tun?

- Ruh dich mit deiner liebsten Kuscheldecke aus
- Musik hören
- Geschichten hören
- Ein bisschen Lesen
- Malen oder Ausmalen
- Ein bisschen von deiner Lieblingssendung anschauen

Sag NEIN zu Aktivitäten, die deinem Auge schaden können oder bei denen Druck darauf ausgeübt wird - zum Beispiel zum Ballspielen, bei fliegenden Spielsachen, Kontaktsport, Schwimmen oder Rennen.

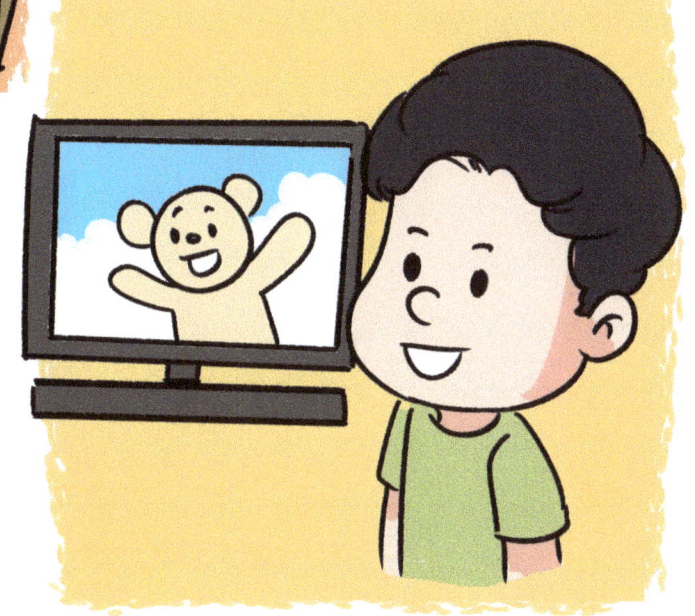

Bitte denk auch daran, dein Auge vor Wasser, Seife und Shampoo zu schützen.

Aber keine Sorge; dein Arzt wird deinen Eltern oder Bezugspersonen ganz genau sagen, wie sie sich um dein Auge kümmern sollen, während es verheilt.

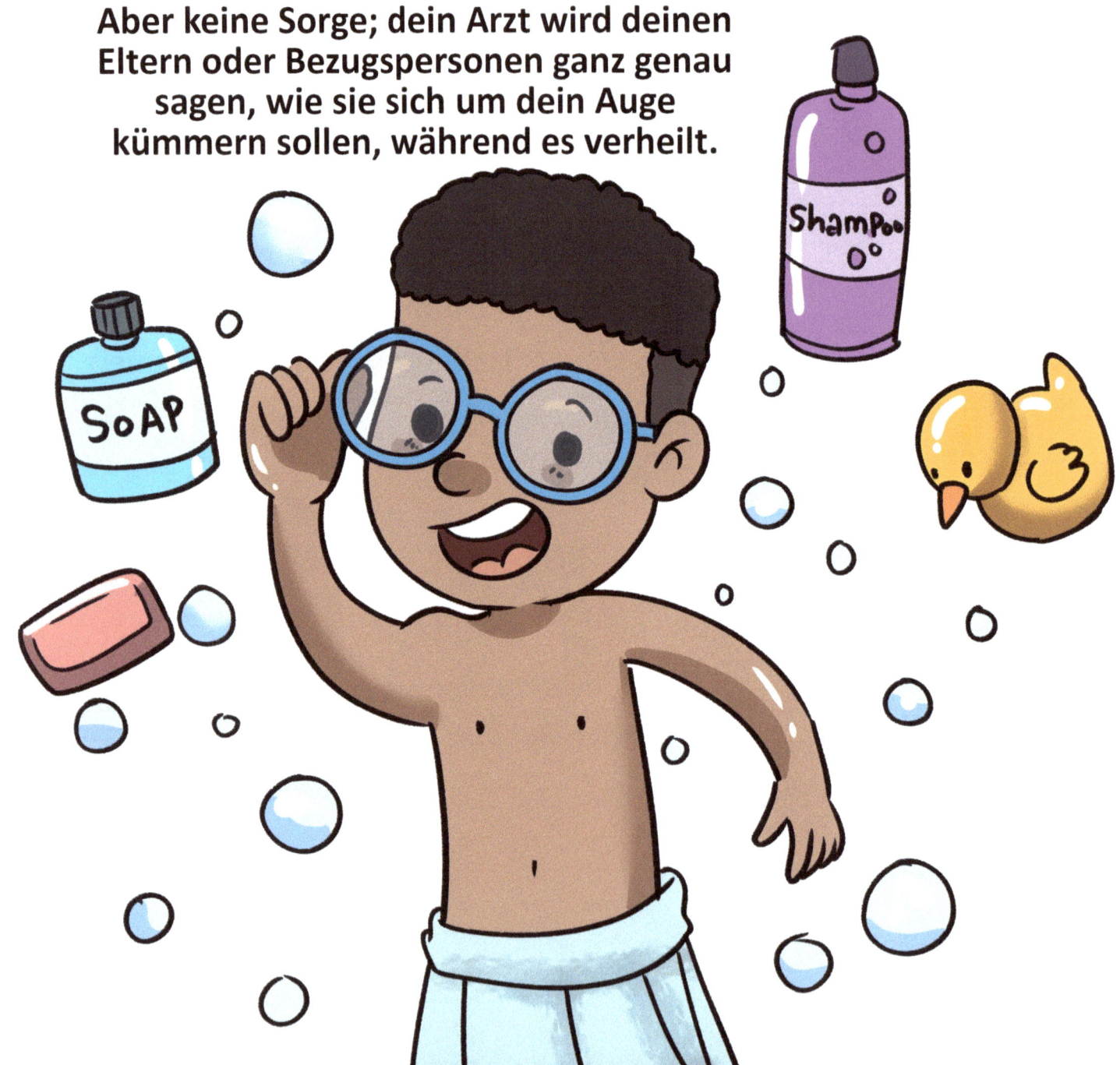

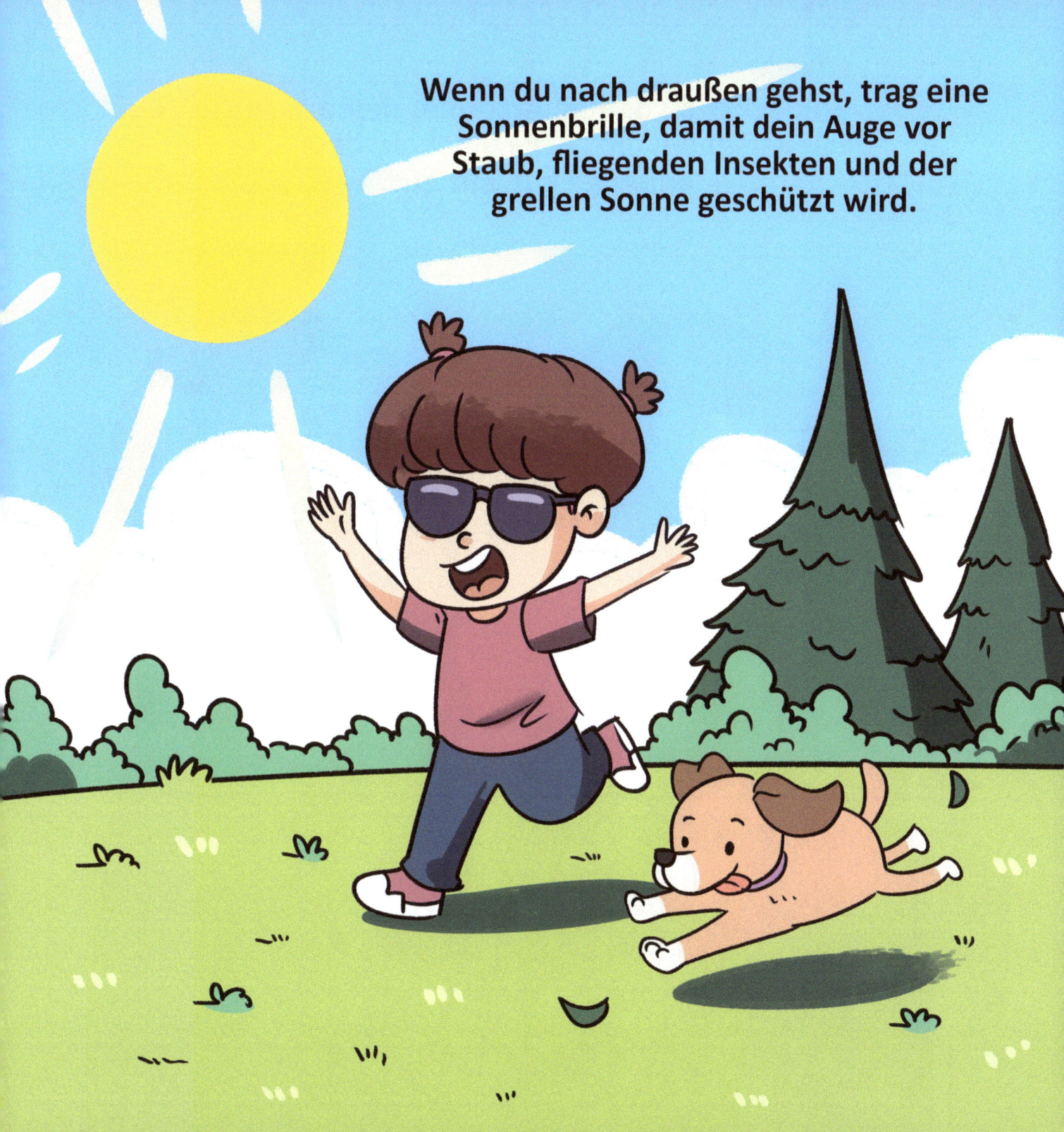

Bald wirst du deinen Arzt oder deine Ärztin wiedersehen, um sicherzugehen, dass alles am Auge gut verheilt.

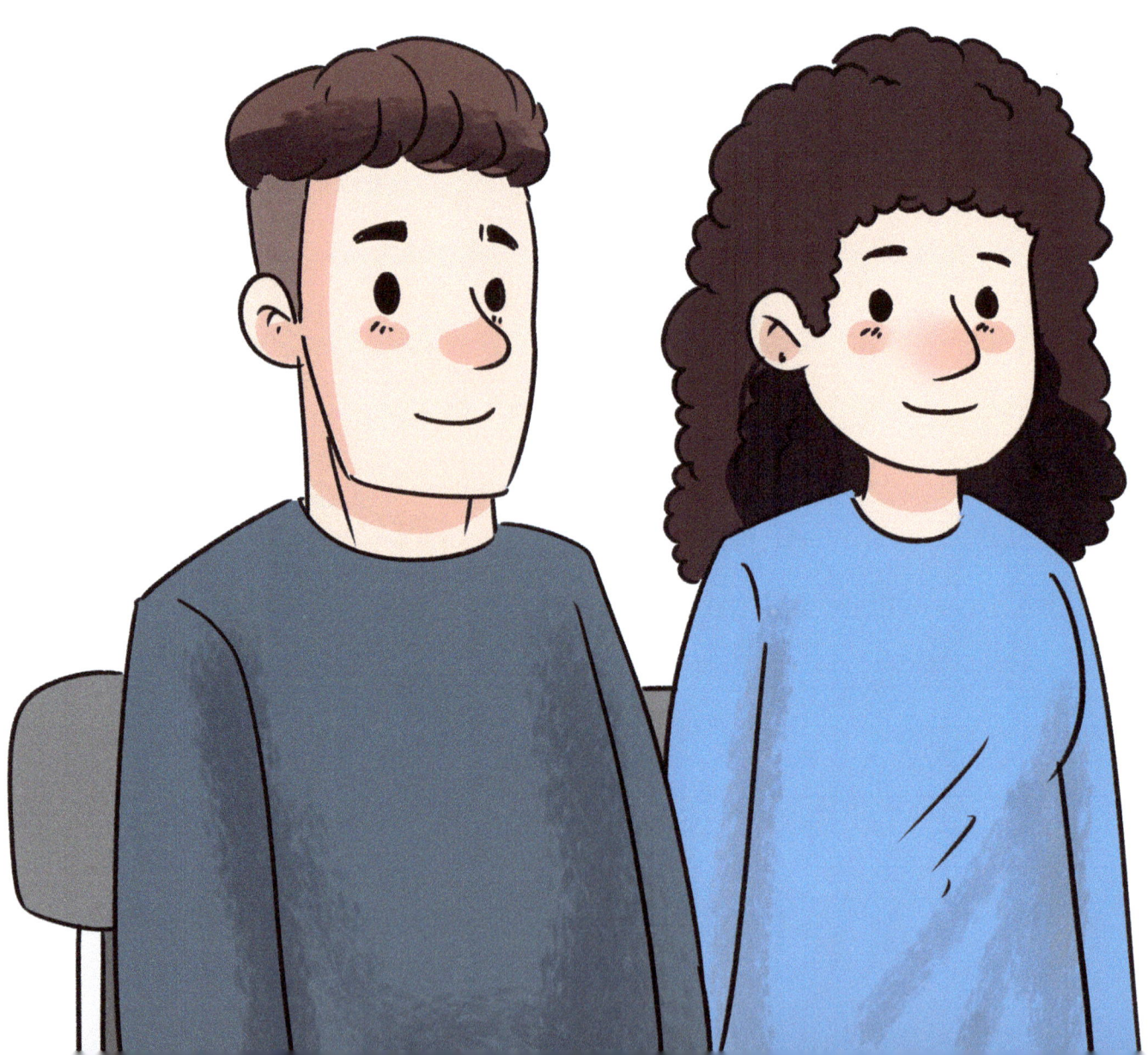

Wenn du Fragen über dein Auge hast, solltest du sie deinem Arzt stellen. Schreib sie dafür einfach hier auf.

_____

_____

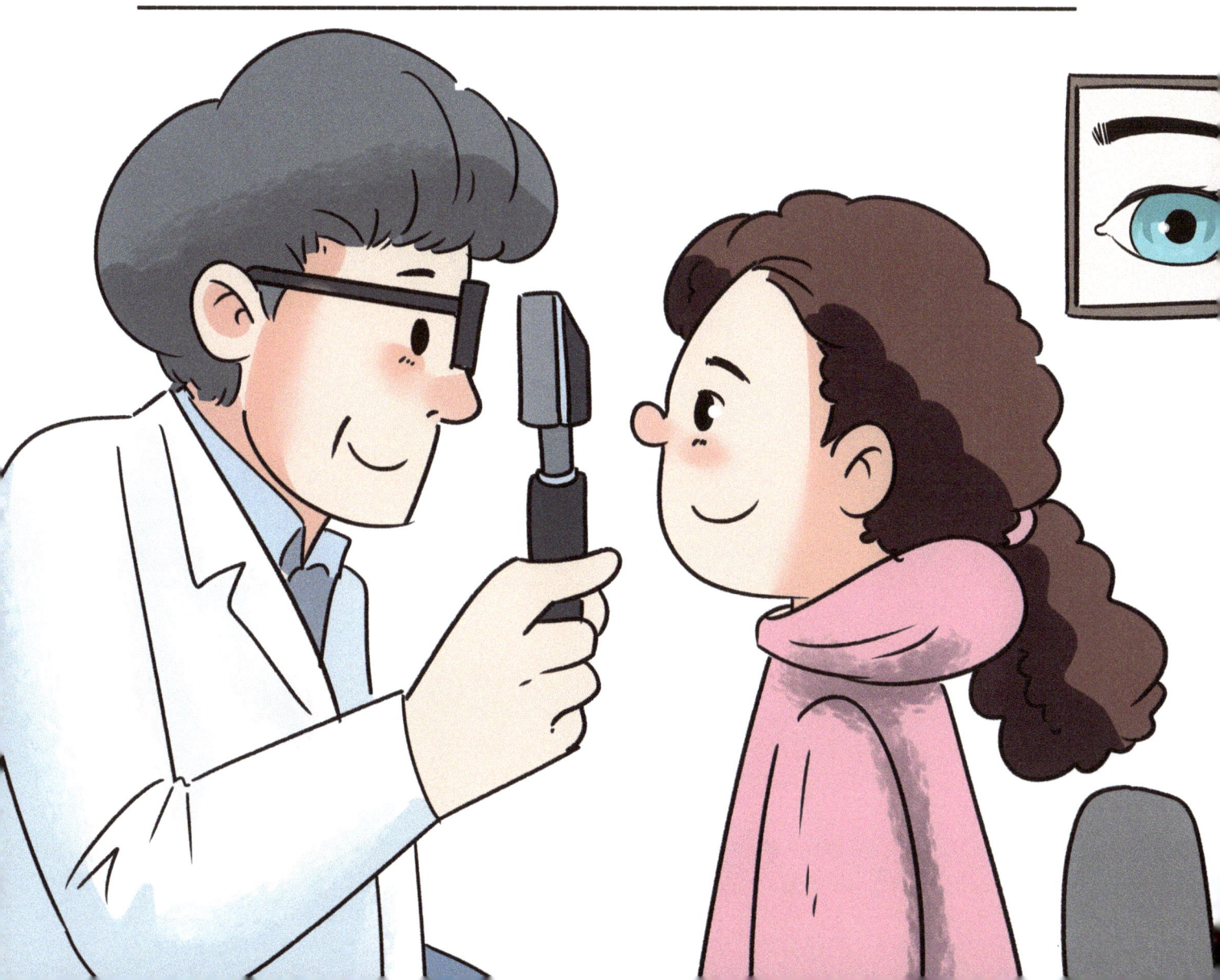

Was wirst du nach deiner Augen-Operation machen?

Eine Party? Eine Feier?

Wie feierst du am liebsten?

Male oder schreibe deinen Partyplan unten auf.

Gute Besserung!

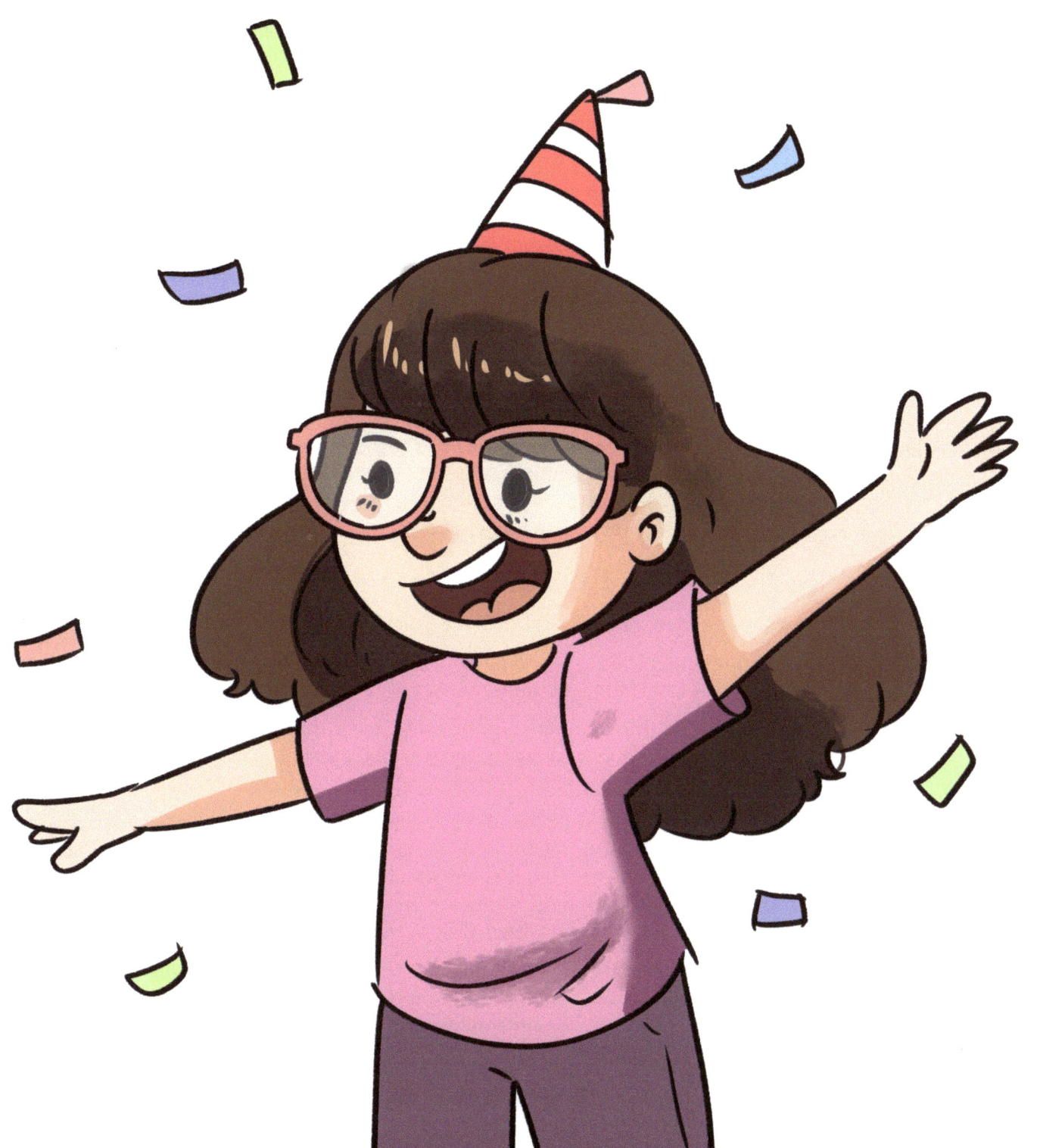

Hinweise für Eltern und Erziehungsberechtigte

- Das Legen eines intravenösen Zugangs erfolgt bei kleinen Kindern in der Regel erst, nachdem dein Kind im Operationssaal eingeschlafen ist.

- Nach dem Eingriff ist es normal, dass Kindern leicht desorientiert oder verwirrt und zudem reizbar sind. Auch weinen, schluchzen, treten, schreien oder ruckartige Bewegungen kommen gehäuft vor. Es dauert meist etwa eine Stunde, bis die Wirkung der Narkose nachlässt.

- Augentropfen verabreichen: Halte die Spitze der Flasche mit Augentropfen sauber. Manchmal kann es einfacher sein, die Tropfen in die Ecke des Auges zu geben und dann das Kind ein paar Mal blinzeln zu lassen, damit sich das Medikament verteilt. Bevor ihr das Krankenhaus verlasst, kannst du nach einer kleinen Flasche mit Kochsalzlösung fragen, sodass dein Kind zum Beispiel an einem Stofftier üben kann, um mehr Sicherheit mit den Tropfen zu gewinnen. Diese Lösung gibt es auch rezeptfrei in vielen Apotheken.

- Anweisungen/Einschränkungen nach der Operation:
Der Kinderarzt oder Chirurg sollte genaue Anweisungen geben zu (1) den Aktivitäten, die dein Kind in der Erholungsphase ausführen darf oder vermeiden sollte, (2) der Dauer dieser Einschränkungen und (3) den Nachsorgeuntersuchungen. Zudem sollten (4) Hinweise dazu gegeben werden, auf was zuhause geachtet werden muss und wann es zwingend notwendig ist, das Kind wieder ins Krankenhaus zu bringen. Sollte dies bis zur Entlassung nicht erfolgt sein, erinnere den Arzt bitte freundlich daran und stelle sicher, dass die Anweisungen eingehalten werden.

Haftungsausschluss

Es sollte beachtet werden, dass die Illustrationen nicht immer maßstabsgetreu sind.

Dieses Buch wurde zu Informations-, Bildungs- und persönlichen Entwicklungszwecken verfasst und sollte nicht als Ersatz für medizinischen Rat verwendet werden.

Bei Fragen oder Problemen zur medizinischen Versorgung sollte der zuständige Arzt des Kindes kontaktiert werden. Es kann keine Garantie dafür ausgesprochen werden, dass die Erlebnisse des Kindes im Krankenhaus den beschriebenen Situationen entsprechen werden.

Die Autorin und der Verlag sind weder direkt noch indirekt verantwortlich für etwaige Schäden, finanzielle Verluste oder sonstige Probleme, die aufgrund der Informationen in diesem Buch entstehen. Durch das Lesen dieses Buches erklären sich die Leser damit einverstanden, die Autorin und den Verlag nicht für Schäden, die durch Fehler, Ungenauigkeiten oder Auslassen von Informationen in diesem Buch entstehen könnten, verantwortlich zu machen.

Es sollte beachtet werden, dass die Erfahrung des Kindes im Krankenhaus stark abhängig von örtlichen Begebenheiten, der Einrichtung, einer etwaigen Notfallsituation und auch dem zuständigen medizinischen Team abhängt.

Daher sollte dieses Buch immer in Verbindung mit Empfehlung der zuständigen (Kinder-)Ärzte verwendet werden. Vielen Dank.

Hat dieses Buch deinem Kind bei der Operation geholfen?
Wenn ja, würde ich mich sehr freuen darüber zu hören!

www.amazon.com/gp/product-review/B0F9Y2TQ15

Weitere Bücher können hier gefunden werden:

www.fzwbooks.com

Kontakt mit der Autorin

Email: books@fzwbooks.com
facebook/instagram: @FZWbooks

Bücher von der Autorin

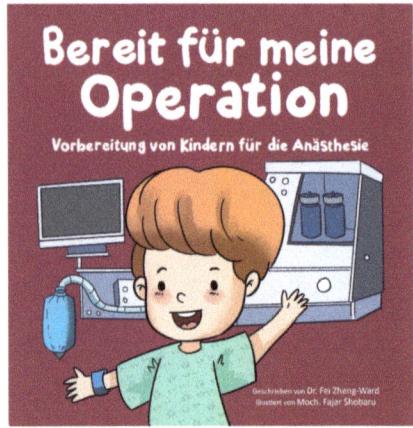
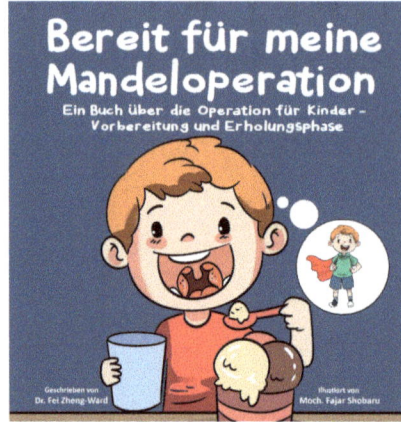
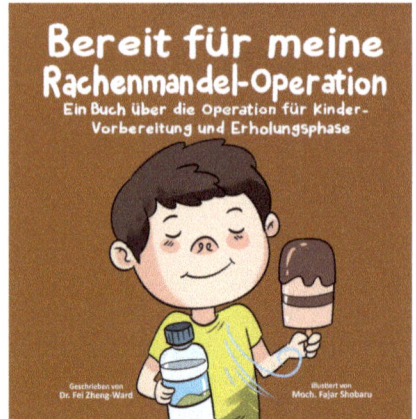
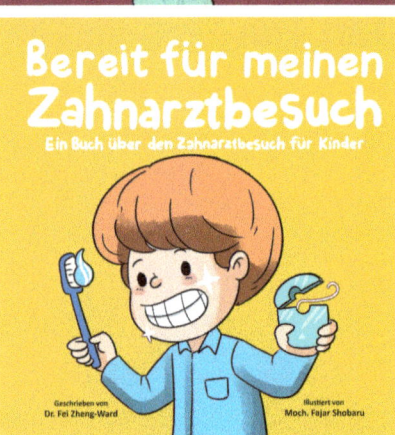
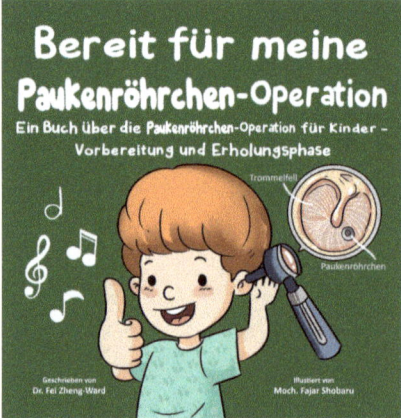
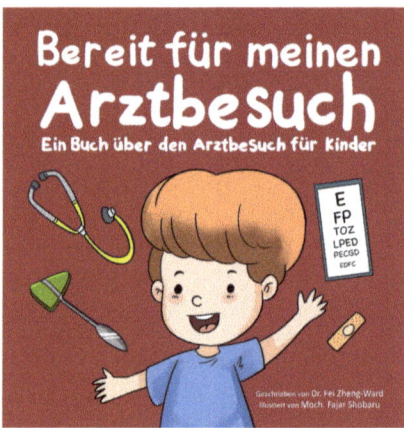
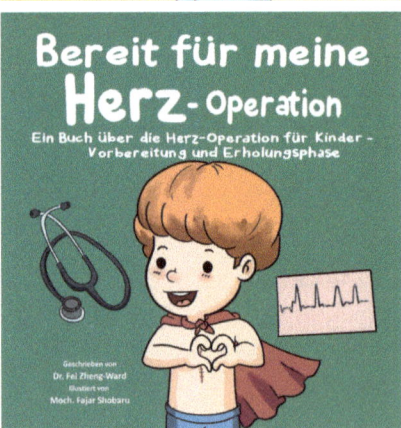
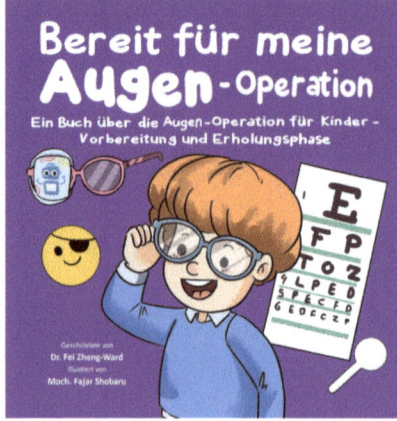
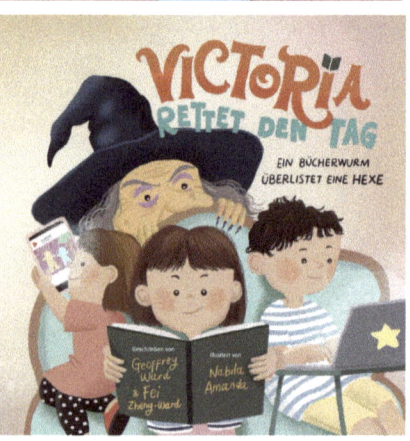

www.ingramcontent.com/pod-product-compliance
Lightning Source LLC
Chambersburg PA
CBHW040001040426
42337CB00032B/5189